MAGIA QUE CURA.
LA SALUD POR LO MÁS NATURAL

Alguien, dijo una vez: "nosotros los médicos y enfermeros de este hospital, no hacemos brujerías. Si te han curado con magia, eso lo dejamos par curanderos, no para nosotros"

La prepotencia médica de este lugar, no supo ver, que la magia existe en el bien hacer, en la propia naturaleza del ser y su entorno, sin menoscabo de adelantos y ciencia ortodoxa. La tangibilidad no tiene la última palabra a la salud humana. La salud humana es holística y particular, hasta el punto de ser exclusiva de cada individuo.

Prof. Salgado
T.O. Neuropsicología y Demencias
Naturopatía y Homeopatía
Osteópata

ISBN: 9798392380923
Sello: Independently published

RELACIÓN DE TEMAS

16. HONGOS GENITALES MASCULINOS
17. HEMORROIDES
18. ERITEMA SOLAR (ALERGIA AL SOL)
19. MAL OLOR GENITAL FEMENINO
20. DOLOR DE LAS REGLAS

21. NO EMBARAZOS
22. INSOMNIO
23. IMPOTENCIA ERECTIL DEL PENE
24. ESTREÑIMIENTO
25. FIBROMIALGIA
26. TRANSAMINASAS ALTAS
27. GOTA
28. OBESIDAD
29. RINITIS
30. TOS
31. DOLOR DE CODO
32. DOLOR LUMBAR
33. PARADA CARDIO RESPIRATORIA PCR

47.   EJERCICIOS RECOMENDADOS

PREFACIO

Este libro trata de una manera totalmente natural la sintomatología molesta de la salud, no necesariamente por enfermedad; no todas las enfermedades son una entidad como tal, sino una situación de desequilibrio de la homeostasia vital de cada individuo.

En este libro se relatan 48 maneras de mejorar síntomas en general, como si fuera por arte de magia, (Magia Curativa). No es curanderismo, como tampoco es científico, ya que para ser científico se necesitan estudios comparativos y una inversión ingente de dinero, pero sí es empírico de experiencias tradicionales de épocas pasadas y de uso en consultas particulares con sentido holístico

Advertencia del autor:
Debe saber que todo lo que expongo en este libro son conocimientos personales y adquiridos de otros colegas Naturópatas, pero nunca es, ni debe ser sustituto de ningún tratamiento o consejo médico dado por o sobre lo que usted u otras personas padezcan. Nunca sustituya ningún tratamiento médico o de cualquier especialista sanitario que le hayan indicado sin consultarlo con él. Sea responsable de su salud y de la de su familia.

La lectura de este libro debe ser tomada como una mera información y cultura popular sin base científica como tal.

Las personas no enferman como lo hacen los animales salvajes, los cuales estos últimos enferman del cuerpo; el ser humano enferma por el cuerpo y por la mente y de la mente sobre el cuerpo. Me refiero que las circunstancias vividas cada día pueden influir en la psique humana transfiriendo perturbación al cuerpo. Aunque siempre parece que se busquen algún hecho físico a un dolor presentado en un momento determinado después de una supuesta acción mecánica forzada o mal ejecutada; también se les atribuye mala suerte, casualidad, genética, exposición a radiaciones, bacterias o virus, etc; claro está que sí son factores patógenos, pero también puede ocurrir de otro modo o por otras causas.

Existen publicaciones médicas, que aseguran que las enfermedades graves, algunas se deben a circunstancias vividas no deseadas por las personas que las han sufrido, circunstancias anómalas estas muy mal asumidas por una persona y aparecidas de repente, sobre todo, en la vida de alguien de modo que no se lo esperaban y, generalmente, como es lógico, desagradables. Estas circunstancias presentadas sin ser esperadas, son, según el autor (El DOCTOR HAMER "el conflicto emocional causante del cáncer"), las más dañinas para la salud, provocando una situación anómala en el funcionamiento de algún órgano, hasta el punto de poder provocar hasta la muerte de la persona.

No cabe duda que el ser humano en ocasiones se menosprecia en grande, cuando las cosas que se le acontecen no son buenas o considera indignas de vivir y se culpa por ello, con lo cual, comienza a sentir un estado de no aceptación y negación de la realidad, desesperanza y pena sobre sí mismo, lo que le produce una gran auto-desvaloración personal, y así desprecio de uno mismo. Esto le produce un enfado con el mundo por desconocimiento de la raíz problemática o solución, lo cual recae sobre él y todos los que le rodean silenciosamente y lesivo, auto-lesivo; por lo cual parece somatizarse de modo agudo y crónico, en otros casos en la mayoría de las personas a manera de escape tóxico del organismo en una manifestación o enfermedad. ¿Es la mente del cerebro la responsable?

No cabe la menor duda, que lo que nos perturba emocionalmente, nos afectará somáticamente y viceversa; pero no podemos considerar taxativamente causa efecto sin más factores pontenciadores, como también la individual idiosincrásia de cada persona.

Dedicatoria

A todas aquellas personas que han decidido cambiar su vida para mejorar en todos sus aspectos más humanos.

1-Reflexiones 1

Se comenta, que hoy en día se viven más años que, en la época de nuestros abuelos, y para que nos situemos, hoy es 2 de agosto de 2016.

Pero se habla muy poco de qué manera se vive ¿...? Yo trabajo como Terapeuta Ocupacional en Neuropsicología y Demencias en centros de atención a personas adultas mayores, como a mí me gusta denominarlo, eludiendo la renombrada apelación malsonantes "geriátrico, 3a edad o asilo".

Bien, pues en estos sitios, sí hay personas muy mayores, y la mayoría con grandes daños incompatibles con la vida independiente, aumentado por el abandono social y familiar, a las cuales, de no ser por la ayuda que se les presta en estos establecimientos no podrían vivir por ellas mismas. ¿Esto es vivir más tiempo? claro que no.

Pero también se vive más tiempo en buenas condiciones vitales. Y vamos hablar de esto.

Un apunte importante:
-Se duplicaría el tiempo de vida, cuando las personas en el futuro no ingirieran CARNES Y DERIVADOS, AZUCARES REFINADOS, HARINAS REFINADAS Y ALGUNAS DROGAS.

No encuentro una explicación biológica, química o alimenticia para seguir consumiendo estos productos ¿¡o quizás la haya!? Yo no la he encontrado.

Haga un pequeño esfuerzo y retrotráigase a la edad primigenia del ser humano, por lo menos hasta la que conocemos por la antropología, y piense, que pese a las averiguaciones y opiniones de algunos antropólogos: ¿Cómo se hubiera podido alimentar usted sin armas, sin fuego y por supuesto sin dentadura felina o canina? Pues se lo voy a decir yo:

Desde luego que sin azúcar refinado, sin harinas refinadas y sin drogas elaboradas a saberse y sin carne de animales grandes...; sin embargo, sí con vegetales, granos, frutas, cucarachas, gusanos, pescados de río, caracoles...Menos carne de animales mayores.

¿Qué han comido siempre los animales grandes?: vegetales en toda la extensión de la palabra, incluso los dinosaurios, salvo los que nos han dicho que eran carnívoros, pero no se sabe con exactitud, pues puede que utilizaran los dientes largos para defenderse de otros invasores y predadores de su hábitat, que si sabemos que comen carne. No tenemos dos estómagos, ni cuatros compartimentos como los rumiantes, pero tampoco los necesitamos, pues comemos variedades alimenticias.

Sabemos que los incendios provocados por tormentas matan animales y estos quedan literalmente asados, y en un momento dado, el hombre primitivo probó, supuestamente, esa carne y se dio cuenta que podía hacer lo mismo con el resto de animales e incluso otros humanos. Esto no significa que sea carnívoro biológicmamete, pero con la continuidad de la ingesta se fue produciendo una adaptación del metabolismo de las purinas y otros elementos aún sin completar, si es que se puede, lo cual, añadido a los productos químicos es aún peor para los supervivientes adaptados, los más fuertes o que se habituaron mejor a la acidez alimenticia adquirida, o sea, nosotros. Los antropólogos dicen que las primeras especies de humanos o pseudohumanos, eran vegetarianos, y que más adelante la especie fue cambiando y comenzó a fabricar armas rudimentarias con las que tenía que cazar, y hasta que se cazaba podían pasar semanas comiendo muy poca carne o ninguna. Hoy es demasiado fácil comer carne, pues está en todo o casi todo de lo que se come e incluso en los dulces más inofensivos nos encontramos al "saca-mantecas" o sea manteca de cerdo, con lo cual no supone ningún esfuerzo, además, la mayoría de estas grasas nos la venden casi digerida por químicos y tratada con más químicos en su producción.

De todos modos, si usted se mira a un espejo, ¿que ve? ¿Un predador? ¿Tiene las garras para atrapar a su presa? ¿Sería capaz tan siquiera de arrancarle la cabeza a un pollo y luego desplumarlo para trocearlo con sus manos y después comerlo a bocados? ¿Se lo haría a su mascota? Si las respuestas a estas preguntas son afirmativas, No siga leyendo.

No entiendo como muchos padres educan a sus hijos con representaciones animalescas (falsa moral) en programas de formación cultural, juguetes de animalitos: ositos, cerditos, perritos, etc., y por otro lado, en la propia naturaleza del ser, estos animales sean sacrificados y comidos sin un atisbo de compasión y horror. Puedo entender a los niños por su ignorancia, pero no a los adultos por su equivocación.

Últimamente se oye la soberana tontería de que: "comer carne ha sido beneficioso para el desarrollo de nuestro cerebro" si esto fuera así, los leones serían los reyes, no sólo de la selva, sino de todos los seres de la tierra, incluido el ser humano, así como cualquier carnívoro; y si es por tamaño: los elefantes serian mil veces más inteligentes que nosotros.

TERRIBLES DAÑOS CEREBRALES.

La enfermedad de las vacas locas:

A continuación expongo una información literalmente extraida de los siguiente documentos bibligráficos, motivo de estudios universitarios:

Entre las EET (Encefalopatías Espongiformes Transmisibles) que afectan a los animales se hallan:
Encefalopatía transmisible del visón
Encefalopatía espongiforme felina,
Encefalopatía espongiforme bovina (EEB, "mal de las vacas locas", "mad cow disease") Caquexia crónica de los ungulados (ciervos y similares).

Encefalopatía espongiforme de los ovinos (scrapie o tembladera)

Las EET que afectan a los humanos son:
Enfermedad de Creutzfeldt-Jakob (ECJ) esporádica Enfermedad de Creutzfeldt-Jakob familiar
Enfermedad de Creutzfeldt-Jakob yatrogénica
Nueva variante de la enfermedad de Creutzfeldt-Jakob (vECJ) Enfermedad de Gerstmann-Straussler-Scheinker

Insomnio familiar fatal.

Desgraciadamente, de la aparición de una nueva variante de la enfermedad de Creutzfeldt-Jakob que está relacionada con la epidemia de EEB que se produjo en Gran Bretaña en los años 80.

El primer caso de encefalopatía espongiforme bovina (EEB) se detectó en 1986. Desde ese momento, y hasta 1993, se produjo un incremento exponencial en el número de vacas afectadas. El número máximo de reses detectadas a la semana fue de 1.000.

La comunicación oficial de la epidemia por parte de Gran Bretaña se produjo en 1988. El total de casos confirmados se aproxima a los 200.000.

Los casos detectados en Gran Bretaña en los dos últimos años han descendido un 40% anual. Esto hace pensar que la epidemia está prácticamente controlada.

El período supuesto de incubación para la EEB es de unos 5 años, pero algunos casos se han detectado en reses menores de 6 meses, lo que hace sospechar que se enriquecieron leches de vacuno utilizadas para los terneros, con suplementos proteicos.

La hipótesis más extendida sobre el inicio de esta epidemia es su origen en el scrapie o tembladera, que es la encefalopatía espongiforme transmisible de las ovejas y cabras. Esta enfermedad se conoce en Europa desde mediados del siglo XVIII.

La endemia europea de estas enfermedades se ha propagado sin freno hasta finales del siglo pasado (1988). Era práctica habitual, hasta ese momento, producir suplementos proteicos para los rumiantes con el despojos de otros rumiantes, ya fueran ganado vacunos u ovinos. Estos piensos ricos en proteína animal se distribuyen a zoológicos, fabricantes de comidas para mascotas, laboratorios de experimentación animal, etc.

A pesar de que esto llevaba muchos años haciéndose, parece que la explosión en el número de casos se debe a algún cambio en el modo de procesar el despojos, que ha hecho que el agente infeccioso no pierda su capacidad infectiva durante el mismo. Este cambio debe haberse producido a principios de los años 80.

Con el fin de controlar esta epidemia, y pensando que estas prácticas alimenticias eran la causa más probable de la epidemia de EEB, el Reino Unido prohibió en 1988 el uso de piensos que contuvieran proteínas de rumiantes para la alimentación de otros rumiantes. Además se han sacrificado 4.5 millones de reses asintomáticas mayores de 30 meses.

Desde 1984 a 1990 el Reino Unido fue promulgando leyes destinadas a eliminar los materiales de riesgo tanto en la alimentación animal como en la humana.

La protección total, según los parámetros actuales, se consiguió en 1997 al prohibir la utilización de la carne adherida a la columna vertebral y que era extraída mecánicamente, ya que podía contener tejido nervioso (raíces y ganglios nerviosos). Hasta entonces esta carne era utilizada para elaborar salchichas y hamburguesas de bajo coste.

La hipótesis de que estas enfermedades se deban a una proteína, y por tanto sean independientes de la entrada de un material genético en el huésped, se debe al científico norteamericano Steven Prusiner.

Los distintos experimentos realizados para comprobar esta hipótesis otorgaron el Premio Nobel de Medicina a Prusiner en 1997, aunque los primeros años en que se propuso esta posibilidad fue considerada poco menos que herética por desligar la transmisibilidad de una enfermedad del material genético.

Un tiempo antes el Dr. Gadjusek había recibido otro Premio Nobel por demostrar la transmisibilidad de estas enfermedades neurodegenerativas (en concreto del kuru, una EET asociada al canibalismo ritual en las tribus Fore de las tierras altas de Papúa, Nueva Guinea).

Alper, en 1967, fue el primero en pensar en la posibilidad de que una proteína fuera la partícula infecciosa, y el propio Prusiner se inspiró en él a la hora de plantearse la investigación que le llevaría a elaborar la teoría priónica.

Anteriormente se achacaba la etiología de estas enfermedades a un virus lento (Sigurdsson, 1964). Sólo queda decir que las encelopatías espongiformes transmisibles son incurables.

Desde mi opinión el seguir ingiriendo carnes, pues no sólo se trata de unas enfermedades supuestamente controladas y eliminadas del mercado por haber eliminado "las vacas locas" de la circulación, pues son otras características menos notorias las que acortan la vida de las personas que ingieren la carne, desde un modo más inespecífico y menos demostrable pero sí sutil, como puede ser que ocurre con las demencias, diabetes, vasculopatías, cardiopatías, artrosis, artritis, osteoporosis, cánceres, esclerosis..., infinidad de daños sobre la salud de origen desconocido, envejecimiento precoz, enfermedades psiquiátricas...

Aún desconocidas las etiologías concretas, pero presumiblemente se desconfía de la ingesta de derivados cadavéricos de animales cárnicos.

BIBLIOGRAFIAS:
Balter, M. (2000). "Experts Downplay New vCJD Fears". Science (289, págs. 1663-1666).
Balter, M. (2000). "Tracking the Human Fallout From 'Mad Cow

Disease"'. Science (289, págs. 1452-1454).Balter, M. (2001). "Immune Gene Linked to vCJD Susceptibility". Science (294, págs. 1438-1439).

Balter, M. (2001)."Intriguing Clues to a Scrapie-Mad Co Link".Science (292, págs. 827- 829).

Balter, M. (2001). "Uncertainties Plague Projections of vCJD Toll". Science (294, págs. 770-771).

Davenport, R. J. (2001). "Getting Yeast Prions to Bridge the Species Gap".Science (291, pág. 1881).

Enserink, M. (2001). "Is the U.S. Doing Enough to Prevent Mad Cow Disease?".Science (292, págs. 1639-1641).

Healy, B. (2001). "vCJD: Broad U.S. Response Required". Science (291, pág. 1859).

Heppner, F. L.; Musahl, C.; Arrighi, I.; Klein, M. A.; Rülicke, T.; Oesch, B.; Zinkernagel, R. M.; Kalinke, U.; Aguzzi, A. (2001). "Prevention of

Scrapie Pathogenesis by Transgenic Expression of Anti-Prion Protein Antibodies".Science (294, págs. 178-182).

Huillard d'Aignaux, J. N.; Cousens, S. N.; Smith, P. G. (2001)."Predictability of the UK Variant Creutzfeldt-Jakob Disease Epidemic".Science (294, págs. 1729-1731).Medley, G. F. (2001)."Predicting the Unpredictable".Science (294, págs. 1663-1664).

Sparrer, H. E. ; Santoso, A.; Szoka Jr., F. C.; Weissman,

J. S. (2000). "Evidence for the Prion Hypothesis: Induction of the Yeast [PSI+] Factor by in Vitro- Converted Sup35 Protein". Science (289, págs. 595-599).

Tuite, M. F. (2000). "Sowing the Protein Seeds of Prion

Propagation".Science (289, págs. 556-557).

Valleron, A.-J.; Boelle, P.-Y.; Will, R.; Cesbron, J.-Y.(2001). "Estimation of Epidemic Size and Incubation Time Based on Age Characteristics of vCJD in the United Kingdom".Science (294, págs. 1726-1728).

2-Reflexiones 2

Reflesiones 2 -1-¿Por qué se abusa de las medicinas alopáticas, o de los medicamentos? ¿Quizás porque son de acceso muy fácil y la pertinaz publicidad televisiva? ¿Quizás nos creemos a pies-juntillas que curan como nos dice esa publicidad? ¿Los médicos mandan demasiados medicamentos? ¿Vamos demasiado, y a veces innecesariamente al médico? ¿Son los laboratorios los principales interesados en vender medicamentos para todo y para todos? o ¿Quizás nuestra salud no es buena desde muy temprana edad?

Si ya tiene la respuesta a estas preguntas, le felicito, pero si no es así o si la tiene y está de acuerdo con seguir usando productos para todo, prescrito o no, y se conforma con ser un objeto de mercado vector de ingresos para negocios de otros, le diré que el único responsable es usted mismo.

Usted debe ser su propio analista, usted debe saber qué es lo que hace bien o mal con su cuerpo, es usted el que tiene que estar interesado en su propia salud y en la de su familia, en su propia vida. Saber que quiere de usted mismo o misma, no se deje llevar por los que quieren condenar su vida al mercado de lo dependiente. ¡¡No sea un zombi!! ¡Exija profesionalidad y calidad!

El ser humano, unos cuantos de años antes, nacía entre curanderos, espiritualidad, hierbas y magia; comparando el tiempo, sólo llevamos unos pocos años con la medicina moderna, mecanicista, científica; y toda esa otra manera de sentir, como si nunca hubiera existido, cuando sigue en nuestros genes y conciencia.

¿Se puede cambiar de manera de sentir sin mutar? Alguien dijo: "el fracaso de la clínica, es el triunfo de la cirugía". (Frase anónima)

Y otros decimos: "Prevenir es la mejor curación, pero sin drogas". Aunque estas no se deben descartar en un momento dado y bien prescritas.

Reflesiones 2 -2-Unos simples ejemplos de costumbres perdidas:

Defecar en el campo, en los tiempos de nuestros abuelos era terapéutico para la espalda. Me refiero a la posición del cuerpo (dinámica corporal), postura defecatoria usada de toda la vida, antes de la llegada de los nuevos inodoros; la fuerza ejercida para la expulsión de las heces concluía el proceso de estabilización raquídea lumbosacra después de la carga de trabajo diaria. Este necesario acto, considerado, en algunos ambientes de innoble, mejoraba la estabilidad de la espalda del trabajador del campo, relajando los músculos intrínsecos lumbares.

Dormir sobre una manta en el suelo enderezaba la espalda y mejora la circulación sanguínea, salvo en personas sin movilidad o movilidad reducida. La prueba más evidente de este razonamiento, es que cada vez más personas buscan tener colchones más duros y firmes actualmente para encontrar el bienestar de la salud de la espalda.

Los piojos fueron nuestras primeras vacunas, así como los insectos en general y el polen. Es cierto que también portaban enfermedades, de ahí la vacuna. ¡¡Pero también las vacunas son enfermedades inoculadas!!

Actualmente existen tribus en el Mundo que aún creen en su chaman o curandero, y si este no recita el conjuro de curación, la persona enfermará o morirá de cualquier modo, ya que dará igual que medicina se use. Es la creencia de la mente, de la costumbre...

Reflesiones 2 -3- ¿USTED CREE QUE ESTÁ PROTEGIDO POR OTROS? TAL VEZ UNOS EJEMPLO LE HAGAN PENSAR:

a) Todos los años se habla por los medios de comunicación del índice de polen, para que los alérgicos no se expongan demasiado, no salgan de casa o para que comiencen a tomarse el correspondiente antialérgico...

Pero por otro lado han inventado unas máquinas, las cuales usan los ayuntamientos de todo el país, que la portan unos obreros de limpieza de los ayuntamientos, las cuales expulsan un fuerte torrente de aire para limpiar las calles, da igual la temporada que sea, ellos soplan y soplan, lo cual aumenta la cantidad de polen en el aire de los pueblos y ciudades, aunque el día anterior haya llovido, pues el polen está por el suelo, y de nuevo vuelve al ambiente respiratorio gracias a estas máquinas

¡¿Incoherencia, ignorancia o proposito?¡

b) Actualmente y cada vez más se estimula al entretenimiento y uso de los videojuegos, y en algunos casos implicando a personas que no tienen interés en ellos, como está ocurriendo con los nuevos juegos de rol y otros, los cuales se desarrollan entre el conjunto de la sociedad, quieran o no, molestando y en ocasiones más allá de lo comprensible. Hecho este que avanza poniendo en peligro la salud mental y física del conjunto de la sociedad por el mal uso, o sobre exposición a estos.

c) El tabaco, está permitido fumar, pero no en establecimiento públicos desde hace poco tiempo, las demás drogas no están permitidas fumar; si hablamos de fumar, aunque actualmente parecen estar permitido su consumo en privado, digamos la mariguana, pero no está aun permitida su venta libre como el tabaco. Pero se aprobará su venta, como el alcohol y el tabaco y, sin educación de uso desde las escuelas, porque es tabú. La mariguana contiene:

El cannabis en su estado fresco contiene ácido tetracannabiloico, el cual luego se convierte en THC, el compuesto químico psicoactivo predominante en el cannabis es el (THC). El cannabis contiene más de 500 compuestos químicos diferentes, entre ellos al 113 cannabinoides aparte del THC, tales como el cannabidiol(CBD), el cannabinol

(CBN) o la tetrahidrocannabivariana (THCV), que tienen efectos distintos a los del THC, y también actúan en el sistema nervioso. Bien usado terapéuticamente podría ser beneficioso.

ARTÍCULO EXTRAIDO: https://es.wikipedia.org/wiki/11-Hydroxy-THC.

Aunque no contiene añadidos externos, con el tiempo, se cree que el daño es neurológico.

THC se consume más ocasionalmente, aunque pronto se convertirá en un consumo libre y particular como el tabaco o el alcohol, gracias a la permisibilidad que se mantiene con el tabaco, pues habrá sectores a favor de equiparar los derechos y los ingresos.
Quizás no esté la solución en la prohibición, sino en la educación con

mayúsculas, de manera práctica y real, como una asignatura más, en todos los colegios, estudios y en cada curso, no sólo en un curso aislado, enfatizando en la necesidad de comprender los daños que causan sobre las personas consumidoras activas como pasivas.

EL TABACO COMÚN
El tabaco común, el que la mayoría de las personas consumen, y que tantos daños orgánicos produce: Según SANITAS:

Con el fin de hacer más atractiva la "experiencia" del fumador así como para intensificar su sabor, los fabricantes de cigarrillos añaden a los mismos un gran número de aditivos, según la Unión europea, unos seiscientos. Al fumar, el cigarrillo desprende unos cuatro mil componentes químicos, entre los cuales, unos cuarenta pueden provocar cáncer.

Muchos de los aditivos, como el chocolate, parecen inofensivos, pero su función en el cigarrillo consiste en mantener "enganchado" al fumador haciéndole la experiencia de fumar lo más placentera posible. Los ingredientes se añaden para enmascarar el olor e incluso la visibilidad del humo procedente del cigarrillo, sobre todo, con el fin de minimizar las molestias a los no-fumadores.

Desafortunadamente, dichos ingredientes hacen más difícil a los citados no-fumadores ver y, por tanto, evitar el humo de los cigarrillos.

¿Qué contiene un cigarrillo?

A continuación presentamos una lista de algunos de los ingredientes que se pueden encontrar en un cigarrillo estándar sin mencionar los 4000 componentes químicos.

• Nicotina: se deposita en los pulmones del fumador en forma de una potente mezcla de partículas y gases. Es rápidamente absorbida en la sangre y llega al cerebro aproximadamente en 10 segundos. Es en este punto en el que los receptores cerebrales producen la sustancia química denominada dopamina. El cerebro se habitúa rápidamente a recibir dosis regulares de nicotina y a sufrir síntomas de abstinencia cuando dicho suministro se interrumpe. Por otro lado, la nicotina estimula el sistema nervioso central, incrementando el ritmo cardíaco y la presión arterial, lo que produce un mayor consumo de oxígeno.

• Monóxido de carbono: todo humo de cigarrillos contiene monóxido de carbono, el mismo gas venenoso expulsado por los tubos de escape y las fugas de gas. Dicho gas, al mezclarse con la hemoglobina de la sangre, obstaculiza el transporte de oxígeno por el organismo. En los fumadores empedernidos, la capacidad de transporte de oxígeno en la sangre se ve reducida hasta en un 15%.

• Alquitrán: es un término colectivo que se utiliza para miles de sustancias químicas que se desprenden en el humo del cigarrillo. Asimismo, el alquitrán es la sustancia amarillenta y pegajosa que mancha los dientes y dedos de los fumadores, depositándose asimismo en los pulmones. Fumar entre 20 y 60 cigarrillos diarios, ya sean normales o bajos en alquitrán, provoca una acumulación anual de alquitrán en los pulmones cercana a los 500 gramos. Dicha sustancia es la responsable de la mayoría de las lesiones pulmonares provocadas por el tabaco a los fumadores.

• Gas cianhídrico: el humo visible es tan sólo el 5-8% del total de lo que se produce al consumir cigarrillos.
El resto está compuesto de gases invisibles, entre los que se incluye el gas cianhídrico. Este gas venenoso también reduce la capacidad del organismo para transportar oxígeno. Otro de los gases invisibles, la nitrosamina, daña las células de los tejidos y puede producir tumores malignos. El humo de los cigarrillos también contiene sustancias que pueden producir mutaciones genéticas que se han relacionado con el cáncer de pulmón.

• Amonio: se utiliza para cristalizar la nicotina, un proceso similar al que se hace para convertir el polvo de cocaína en crack. El amonio acelera la dispersión de la nicotina cristalizada al aumentar el pH (la alcalinidad) del humo del tabaco, lo que modifica la composición química de la nicotina con el fin de que sea más rápidamente absorbida por el organismo. El objetivo es potenciar el efecto de la nicotina.

• Azúcar: es el aditivo más común del tabaco, representando en torno al 3% del peso total de un cigarrillo. Cuando se enciende un cigarrillo, los azúcares empiezan a arder y producen una sustancia química denominada acetaldehído, que refuerza el efecto adictivo de la nicotina.

• Cacao: contiene una sustancia química llamada teobromina, que potencia la dilatación de las vías respiratorias. Este efecto broncodilatador hace que el fumador respire con mayor profundidad de manera que las caladas contengan mayor cantidad de humo y nicotina

• Piridina: actúa como un depresor del sistema nervioso central. Funciona al igual que la nicotina con el fin de potenciar los efectos adictivos de fumar.

• Chocolate y miel: aromatizantes que ayudan a disimular el amargor de la nicotina. El sabor dulce hace que el cigarrillo sea más agradable para el fumado.

• Menta: El mentol adormece la garganta de manera que el fumador no pueda sentir el efecto abrasivo del humo. De este modo, la reacción natural del cuerpo ante una sustancia irritante queda anulada.

• Regaliz: al igual que el chocolate y la miel, el regaliz es uno de los aromatizantes más efectivos en los cigarrillos. También dilata las vías respiratorias, ayudando al fumador a aspirar mayor cantidad de humo en una sola calada.

• Relleno: los cigarrillos contienen minúsculos trozos de hoja de tabaco, pero la mayoría del relleno proviene de los tallos y otros desechos de la hoja. Dichos rellenos, como hemos visto, son mezclados con agua, aromatizantes y otros aditivos. Algunas marcas tienen más relleno que otras siendo el cigarrillo menos denso cuanto más relleno contiene (en estos casos es menor la cantidad de nicotina desprendida).

• Papel: el tipo de papel usado como cilindro del cigarrillo tiene efectos en la fuerza del mismo. Cuanto más poroso es el papel, más aire permite pasar para la combustión del cigarrillo, lo que diluye en mayor medida el humo. Este hecho también influye en la disminución de las cantidades de alquitrán y nicotina que son inhaladas.

• Filtros: los filtros, hechos de acetato de celulosa, retienen parte del alquitrán y del humo antes de que éstos lleguen a los pulmones del fumador. Asimismo, también enfrían el humo y lo hacen más fácilmente inhalable. Los cigarrillos con filtro y bajos en alquitrán (con agujeros de ventilación en los laterales de los filtros) fueron desarrollados por la industria tabaquera con el objetivo de proteger la salud de los fumadores.

Pero las evidencias sugieren que los cigarrillos bajos en alquitrán no implican que el fumador inhale dosis más bajas de nicotina. Parece que los fumadores "compensan" dicho efecto de dilución de la nicotina mediante la inhalación más profunda o frecuente del humo. Los fumadores, al coger el cigarrillo, pueden asimismo bloquear con los dedos los agujeros de ventilación de los filtros, lo que incrementa la cantidad de nicotina inhalada.

Reflesión-2-4-SEGUN LA ORGANIZACIÓN MUNDIAL PARA LA SALUD OMS, EL TABACO:

Datos y cifras

• El tabaco mata hasta a la mitad de sus consumidores.
• El tabaco mata cada año a casi 6 millones de personas, de las que más de 5 millones son consumidores del producto y más de 600 000 son no fumadores expuestos al humo de tabaco ajeno.

• Casi el 80% de los mil millones de fumadores que hay en el mundo viven en países de ingresos bajos o medios.

Una de las principales causas de defunción, enfermedad y empobrecimiento
El tabaco es una de las mayores amenazas para la salud pública que ha tenido que afrontar el mundo. Mata a casi 6 millones de personas al año, de las cuales más de 5 millones son consumidores directos y más de 600 000 son no fumadores expuestos al humo ajeno. Casi el 80% de los más de mil millones de fumadores que hay en el mundo viven en países de ingresos bajos o medios, donde es mayor la carga de morbilidad y mortalidad asociada al tabaco.

Los consumidores de tabaco que mueren prematuramente privan a sus familias de ingresos, aumentan el costo de la atención sanitaria y dificultan el desarrollo económico.

En algunos países, los niños de los hogares pobres trabajan con frecuencia en el cultivo de tabaco para aumentar los ingresos familiares. Esos niños son especialmente vulnerables a la enfermedad del tabaco verde, producida por la nicotina que absorbe la piel cuando se manipulan hojas de tabaco húmedas.

Como podemos ver, la industria tabaquera sigue siendo fuerte y las políticas, pese al daño que producen, permiten que se siga vendiendo en locales públicos no estancos, donde a pesar de los controles ridículos que han puesto para que los menores no accedan, se sigue vendiendo de manera general, siendo los bares locales no apropiados y mucho menos estancos, como la palabra así fue creada.

ESTANCO:

Adj. Que está muy bien cerrado e incomunicado: compartimento, enchufe estanco. Prohibición del curso y venta libre de algunas cosas: estanco sobre el comercio del tabaco.

Establecimiento donde se venden géneros estancados, y especialmente sellos, tabaco, pólizas y otros productos controlados por el Estado.
Referencia:
www.wordreference.com/definicion/estanco

Se podría hablar de otras sustancias nocivas, con lo cual habría que extenderse demasiado en este libro, el cual busca más una introducción general e informativa de los fundamentos preventivos en algunas cuestiones de salud general, y un repertorio natural y terapéutico práctico.

Reflesión 2 -5- LOS "E" CADA VEZ MÁS CAMUFLADOS.

d) A estos elementos químicos, muchos de ellos, se les consideran nocivos en cantidades altas, según estudios, pero habría que preguntarse ¿cuánta es la cantidad alta? Cada persona es diferente, y cada persona consume unas cantidades diferentes a las otras personas, todos sabemos que el tabaco es nocivo, pero también depende de la cantidad y la persona, y el problema en este caso se agrava porque los alimentos son necesarios y lo toman también los niños, y precisamente muchas de las chuches o alimentos de consumo diario y de primera alimentación para niños están sobrecargados de estas sustancias: aditivos, conservantes, azúcar, edulcorantes y colorantes artificiales... Pese a las dudas sobre la mucha o poca nocividad de estos productos, se siguen utilizando, siendo desconocidos los probables perjuicios.

Las personas con posibilidades económicas procuran ingerir alimentos poco manipulados químicamente y buscan la calidad de los mismos, sin embargo las personas con pocos recursos económicos, pobres y empleados medios consumen alimentos de peor calidad o más industrializados debido a sus circunstancias claramente económicas y el desconocimiento y la confianza en el sistema de salud, los cuales son los que peor parados van a quedar en circunstancias de salud/enfermedad.

e) No hablaremos del alcohol en este libro, pero vayan pensando, que por mucho que se adorne las sustancias vinícolas, o alcohólicas en general, el alcohol es muy perjudicial para la salud, tanto o más que las sustancias anteriormente citadas. Esto sin hablar de los químicos añadidos.

Reflesión 2 - 6 - ¿Experimentos con químicos para la salud?

f) Las experimentaciones farmacológicas hechas con animales ¿Son los animales igual que las personas? Las ratas, ¿En qué se parece al ser humano? ¿Son los monos animales o humanos en la escala más baja del principio de la evolución de los seres humanaos? ¿Es ético o una aberración?

Reflesión 2 -7- ¿SE HA PREGUNTADO ALGUNA VEZ,

POR QUÉ CADA VEZ MÁS VECES SE OYE HABLAR A NUESTROS AMIGOS Y FAMILIARES, QUE ALGUIEN, "FULANO DE TAL O CÚAL", ¿HA SIDO OPERADO O SE LE HA DETECTADO UNA ENFERMEDAD TERRIBLE?

Quizás la respuesta no esté lejos de usted, abra los ojos, no los cierre a las evidencias, mire a su alrededor, no espere a que se lo digan, a que le digan que es lo que tiene que hacer para no enfermar, pues puede que sea demasiado tarde; adelántese a los acontecimientos, la naturaleza que estamos viviendo nos está dando pruebas de ello. Prevenga malos acontecimientos.

Es muy común pensar y creer que el organismo humano enferma por mala suerte, por la edad, por los virus y bacterias o por los contagiaos; prueba de ello se ve cuando alguien se nos acerca con aspecto sucio o enfermo, en seguida adoptamos una posición defensiva y evasiva lo más rápidamente posible, y en cuanto que tenemos un baño cerca, nos lavamos las manos o sacudimos la ropa...Sin embargo, nos podemos comer el cadáver de cualquier animal, sea animal o no lo sea, si no lo sabemos, aunque este haya estado enfermo, que probablemente en algún momento lo habrá estado; como también habrá vivido en focos de infección o infestación, lugares donde una persona hubiera enfermado de algo seguro. Pues en una pocilga ninguna persona sobreviviría sin enfermar varios meses, y menos encadenado en un pesebre comiendo y durmiendo, o encarcelado en una máquina de producción masiva de leche o huevos..., varios años hasta la muerte, en un estado indescriptible, como ocurre con algunas vacas y otros.

Quizás debería usted pensar antes de comer barras de carne color rosa, la cual está compuesta por -animales reunidos y sus miasmas- con todos sus despojos, colorantes, conservantes y pontenciadores del sabor para darle apariencia de otra cosa.

Hemos abandonado los campos de cultivo ecológico, se ha despreciado los pueblos buscando la riqueza económica y la supuesta comodidad de las ciudades ¿En detrimento de la salud?

En este libro también se aborda someramente otros focos nocivos sobre las personas, estando también los animales no exentos de ellos: Contaminantes industriales y polución; no pudiendo extenderme, ya que esto daría para un libro completo sobre el tema, y que ya todos más o menos hemos oído hablar de ello: pruebas nucleares, contaminaciones del aire, ríos y mares...

3-ALGUNAS TÉCNICAS CURATIVAS "MÁGICAS" SIN MEDICAMENTOS

ADVERTENCIA A TENER PRESENTE:

1-Estas técnicas deben utilizarse después de la desestimación patológica grave evaluada por un especialista de la salud humana. (Médico)

ADVERTENCIA 2

2-Si no está seguro de poder soportar algunas técnicas, por ejemplo el escozor de un limón u otra fruta o verdura, hágalo reduciendo, tanto las acciones como el contenido natural con agua al máximo, hasta que pueda hacerlo con menos dilución progresivamente.

4-DOLOR EN LOS OJOS, GLOBO:

Además de las cuantiosas causas que pueden producir dolor en los ojos, también existen las congestiones oftálmicas o las causas desconocidas de dolor en ellos, así como dolores puntuales y pasajeros.

Modo de tratamiento mágico curativo: Póngase de frente a la persona con el dolor, molestia, o congestión (descartada patología grave) y coloque una mano a cada lado de la cara a la altura de los pómulos, con los dedos pulgares sobre los ojos cerrados y sobre los globos oculares, presionaremos suavemente sobre estos, soltando y volviendo a presionar alternativamente. Se mantiene la presión unos segundos, se suelta lentamente; varias repeticiones unas 5 a 7 lentamente y suave.

Otra posición, puede ser con el paciente tumbado sobre la espalda y el operador colocado cómodamente detrás de la cabeza de este.

5-DOLOR DE CABEZA (CEFALEAS)

No tomar quesos y embutidos.
Posicionar a la persona boca-arriba (decúbito supino), colocarse detrás de este a la altura de su cabeza, pedir relajación, asir la cabeza por la barbilla y el occipital, traccionar hacia el operador progresivamente aumentando la fuerza, como si

quisiéramos arrastrar a la persona. Nunca tirar bruscamente. Mantener la tracción un minuto. Abstinencia de embutidos y comida preparada durante una semana.

6-DOLOR EN LAS RODILLAS CUANDO SE ESTÁ SENTADO

Posicionar a la persona boca-abajo (decúbito prono), tomar con una mano la garganta del pie de una pierna y la otra mano también del operador, entre la flexión (hueco poplíteo) y flexionar sobre los glúteos, mantener un minuto; repetir la operación en la otra pierna. Evitar la obesidad.

7-MAREOS

Mareos en barco: Evitar respirar muy rápido durante la trayectoria. Una semana antes, girar varia veces al día sobre sí mismo.

Mareos Cotidianos. Descartar enfermedad conocida. Tomar limón con aceite por las mañanas: Un limón exprimido y una cucharada deaceite de oliva y agua.

Practicar la técnica de los dolores de cabeza.

8-VÉRTIGOS.

Descartar "Meniere"; de todos modos tomar el limón como se indica anteriormente y colocar al paciente decúbito supino, e introducir las yemas de los dedos del operador colocado detrás de su cabeza, entre la base del cráneo y la primera vértebra (Atlas), sólo con el peso de la cabeza sobre las yemas de los dedos.

9-DOLOR DE GARGANTA

Lo antes posible hacer gargarismos con bicarbonato, con miel y limón, después repetir tres veces al día.

10-SINUSITIS

Hacerse lavados con bote de perfusión de líquidos intranasal con dos partes de agua dulce y una de oxigenada o vinagre de manzana, 3/4L, por ambos orificios. Advertencia: Escuece; pero no tarda en pasar la molestia. O también 400cc de agua dulce y una cucharada de vinagre de manzana.

11-CONJUNTIVITIS

Cortar un trozo de limón natural, elevarlo sobre el ojo exprimirlo y dejar que una gota caiga sobre este abierto.

Advertencia:

Mucho escozor al contacto con la conjuntiva, tanto como eficaz.

12-VERRUGAS COMUNES

Coja un ajo, y una lima efectiva, lime la verruga hasta que comience a sentir que escuece o sangra, corte el ajo por la mitad y restriéguelo rotando el ajo sobre esta, después póngase una tirita aséptica; molestia baja, a veces media. Repita la técnica cada semana. No dejar el trozo de ajo sobre la verruga o piel.

13-DOLOR DE ESPALDA DORSAL

Sitúe a la persona sobre la pared y la espalda, cruce sus brazos hasta juntar los codos, el operador situado frente a este con sus manos sobre los codos del paciente empuja a este sobre la pared, hasta mantener una tensión, terminando con un empujón seguido y seco hacia arriba; se hará sin soltar para coger fuerza, será seguido, sorprendiendo al paciente.

14-DOLOR DE MUELAS

Golpee la muela con la uña, como si de un martillito se tratara, y a continuación o alternante, presiones entre eldedo pulgar e índice, con el pulgar de la mano contraria y cambie la presión de mano, justo donde parece coincidir ambos metacarpos. Acuda a un odontólogo cuanto antes. (Digitopuntura)

15-PAPILOMA PODAL

Con una cuchilla o lima, despeje la piel que lo cubre, póngale un trozo de ajo fresco y una tirita, retírelo a la hora después, u hora y media. Espere un mes para que haya cambiado la piel, probablemente ya habrá desaparecido.

16-OTITIS NO INFECCIOSA

Póngase un paño caliente media hora cada día, mañana y tarde; hierva manzanilla concentrada, póngale tres gotas cada 5 horas en el interior del canal auditivo externo; guarde la manzanilla, en un frasquito cerrado, para uso diario; cada día cocer manzanilla nueva. Antes de aplicarla calentarla con la mano manteniendo el frasco en el interior de esta cerrada unos minutos antes de ponerse las gotas o calenta al baño-maría 37 grados.

17-HONGOS VAGINALES

Verter un puñado de bicarbonato en un recipiente de agua a 37oC, con una pera introducir el agua en el interior de la vagina, todos los días una vez, durante una semana. No ingerir lácteos, dulces ni harinas blancas, para evitar recidivas.

18-HONGOS GENITALES MASCULINOS

Lavar con agua y bicarbonato, al dormir aplicarse un poco de bicarbonato alrededor del glande. Evitar los mismos alimentos.

19-HEMORROIDES

No ingerir carnes rojas; baños de vapor de asiento con manzanilla amarga o dulce; tomar cada mañana un vaso de limón con una cucharada de aceite de oliva y agua.

20-ERITEMA SOLAR o ALERGIA AL SOL

Compresas de manzanilla sobre la zona afectada. Como evitarlo: Ponerse al sol progresivamente desde la primavera a ratos cortos sin protección solar. La protección solar sensibiliza con el tiempo la exposición al Sol cada verano, con lo cual, siempre tendrá que usarla y cada vez más factor. Comer mucha fruta y verduras frescas, aceite de oliva y huevos en la dieta.

21-MAL OLOR VAGINAL

Mira los consejos sobre hongos vaginales.

22-DOLOR CON LA REGLAS

Presiona fuerte con el dedo pulgar cuatro dedos por encima del tobillo interno y después cuatro dedos más arriba en la misma línea, también sobre la rodilla dos dedos del centro de la rotula hacia el interior, y después presiona a ambos lados de la última vértebra lumbar. No ingerir leches, yogures, quesos ni lácteos en general y pocas o ninguna carne roja. Comer más frutas, verduras frescas, legumbre, arroz integral y pecados.

23-¿NO SE QUEDA EMBARAZADA?

Presionar en los puntos del dolor de regla. Aumentar la ingesta de frutas, verduras, frutos secos y legumbres. No ingerir leches de animales, quesos y demás lácteos ni carnes de animales grandes. No tomar harinas, sobre todo de trigo. Evitar el gluten y los azúcares refinados. Ambos sexos. El hombre evitará el alcohol, el tabaco y las drogas farmacéuticas en exceso. Alimentarse con más frutas y verduras frescas, huevos y pescados.

24-INSOMNIO

Como se combatirá el problema:
Poner música o un programa monótono en el televisor, ordenador o radio; no cenar nada más que una manzana o una tortilla francesa, o un trozo pollo, o puré de verduras, así todas las cenas, similarmente.

Masajear los dedos de los pies. No tomar excitantes durante un periodo de tiempo.

25-IMPOTENCIA ERÉCTIL DEL PENE

No tomar alcohol ni fumar; hacer una infusión de Turnera Afrodisíaca mezclada con Romero y Ginseng, todo a partes iguales, dos veces al día.

26-ESTREÑIMIETO

Evitar comer carnes, harinas, y aumentar los alimentos con fibras: arroz integral, legumbres, verduras, pescados y frutas.

Por la mañana un limón exprimido con una cucharada de aceite de oliva y agua tibia.

Masajear desde el hipocondrio izquierdo hasta la sínfisis púbica con las yemas de los dedos en círculos.

27-FIBROMIALGIA

Cambio radical de la alimentación de origen animal por pescados, frutas, verduras, legumbres y frutos secos, todo integral.
Tomar infusiones de la mezcla de: Turnera Afro, Romero, Ginseng o Café, a partes iguales. El triptófano de los frutos secos y los productos integrales es muy importante. Tener paciencia si la dolencia es crónica, esperar varios meses para ver resultados, no desistir.

28-TRANSAMINASAS

SEMILLA: Cardo mariano, infusión o ingerido. No tomar alcohol ni medicamentos. No cenar alimento pesado.

29-GOTA

Evitar todas las carnes y mariscos. La alimentación debe ser preferentemente verde.
Introduzca el pie, si es el caso, en un recipiente de agua caliente con mucha sal marina. Todas las noches.

30-OBESIDAD

No derivados del cerdo. No pan, ni harinas.

No cenar. 100% efectivo.

31-RINITIS

No beber bebidas que contengan sulfitos. No embutidos. Masaje en los pies con mentol.
Baños de pies con manzanilla y sal marina.

32-TOS

Infusión de tila, unos granos de café y cayena picante, beber a sorbos lentamente.
Masajear en el centro de los pies.

33-DOLOR DE CODO

Flexionar el codo con fuerza sobre sí mismo.
Después:

1-Extender el codo totalmente con la palma hacia el techo, colocando la otra mano debajo en el punto medio de extensión, 2-hacer una extensión máxima rotando la mano hacia el interior, debe escucharse un pequeño chasquido. Introducir el codo en un recipiente de agua caliente con mucha sal marina, mantenerlo introducido 15 minutos. Repetir días posteriores.

34-DOLOR LUMBAR

Diluir dos kilos de sal marina en la bañera y llenarla de agua caliente 37 a 39 grados C. Introducirse, y a los cinco minutos juntar las piernas flexionadas contra el cuerpo; también posteriormente posición de defecación sobre el suelo varios minutos.

35-PARADA CARDIO RESPIRATORIA. PCR.

La persona cae fulminada delante del operador, no tiene pulso carotideo, no respira, no responde a estímulos ni preguntas.

Pedimos ayuda para que alguien llame al 112; colocamos a la persona boca arriba:

Insuflamos aire por la boca dos veces con una cadencia normal. Masajeamos sobre el esternón, tercio inferior, 30 veces; y repetimos la secuencia hasta la llegada de urgencias o la persona recobra la consciencia, la cual se la colocará de lado.

En caso de que la persona esté inconsciente, se la colocará de lado y vigilará las constantes vitales hasta que lleguen los servicios de emergencias.

36-DOLOR DE ESTÓMAGO

Infusión de manzanilla, comer manzana pelada y o patata cruda. Aloe Vera batida con miel es una buena opción.

37-AFTAS BUCALES- MIRAR INFECCIONES BUCALES

Tomar más fruta diariamente; Limón natural exprimido con aceite de oliva, mezclar y aplicar con turunda de algodón/ bastoncillo, varias veces al día

38-CALVICIE

Alimentarse mejor, no fumar. Alimentación que contenga diariamente vitaminas tales como el complejo B + A + E (verduras, cereales, levadura de cerveza, frutas y legumbres)

Mezclar hojas de romero, raíz de Brótano Macho y granos de café en Vino tinto. Maceración 20 días. 100 g de la mezcla en un litro de vino. Ponérselo cada noche sobre el cuero cabelludo con las yemas de los dedos humedecidos en la mezcla, sin friccionar, sólo pequeños golpecitos con las yemas.

39-ACNÉ

No ingerir grasas animales, ingerir poca carne, dulces ni harinas refinadas. Limpiar la piel con la mezcla: Alcohol de 30 grados, medio litro + romero y manzanilla amarga. 20 gramos de cada planta, 15 días de maceración. Después de filtrar con una tela se aplica sobre la piel. La alimentación es muy importante.

40-DOLOR EN LA ARTICULACIÓN TEMPORO MANDIBULAR (AATM)

Algia o dolor de esta articulación, muy común en deportistas, quizás por las tensiones previas a las competiciones; durmiendo en tensión con los distes apretado; cuando esta situación se mantiene en el tiempo el proceso se cronifica y la dolencia permanece, produciendo dolor al masticar e incluso en situaciones de tensión emocional.

El tratamiento consiste en relajar unos músculos que están situados en el interior de la boca, al final de la última muela de cada lado del último molar superior, en las apófisis pterigoideas, donde hay que ejercer una fuerza directa sobre los tendones de estos músculos pterigoideos con la punta de

un dedo del operador unos 15",
mientras el paciente abre la boca y
relaja la mandíbula; es una técnica
dolorosa, ya que estos tendones están
muy tensos, los cuales dejan de doler
en la tercera intervención
aproximadamente, las intervenciones
pueden ser dos veces por semana. La
técnica se desarrolla con un guante de
látex. También se completa con
elongaciones laterales de la mandíbula
muy suavemente.

41-HONGOS EN LAS UÑAS.

Técnica que puede producir escozor.
Esta dolencia de las uñas, las cuales
son habitadas por parásitos micóticos
de diferentes clases, pero este
tratamiento suele ser efectivo siempre;
tome un ajo pelado y rócelo sobre el
borde cortante de la uña afectada y
restriegue el resto del ajo por toda la

uña y rebordes de esta y entre los dedos. A los pocos minutos puede lavarse introduciendo la uña y el pie en agua con bicarbonato. Si siente escozor no lo mantenga mucho tiempo, introduzca los pies en agua y lavar con cepillo. Si los parásitos también están en la piel, triture el ajo y póngalo entre los dedos, aguante cinco a diez minutos, luego lave con abundante agua y bicarbonato. Secando los pies, ponerse bicarbonato y dormir con calcetines.

Desaparecerá el olor radicalmente; se aconseja limpiar o desechar el calzado y calcetines los cuales estén impregnados o hayan estado en contacto con los pies afectados, ya que los hongos pueden vivir en el zapato o tejidos diversos esperando la oportunidad de infestar/ infectar.

42-INFECCIONES BUCALES. - MIRAR AFTAS

Urge dejar de ingerir "comida basura", lácteos, alcohol y embutidos. Debe aumentar la ingesta de verduras crudas, frutas y dejar los antisépticos bucales.

Enjuáguese la boca con infusión de manzanilla y con bicarbonato: una cucharilla de bicarbonato en medio vaso de infusión durante 5 minutos mínimo en la boca.

43 -LAS CUATRO MANERAS DE ENVEJECER DEL SER HUMANO SON:

1. Procedente de lo biológico.
2. Procedente de lo psicológico

3. Procedente de lo social.
4. Procedente de lo cronológico.

La manera biológica de envejecer.

Envejecimiento biológico

¿Por qué las células no pueden quedarse como están y se envejecen y mueren poco a poco? ¿Es tal vez que exista un misterioso sistema de programación para la caducidad y/o autodestrucción voluntario en cada una de ellas o quizás sea otra cosa, o tal vez un conjunto de factores? Valorémoslo.

Biológicamente:
• Una persona es un conjunto de sistemas, que a su vez están compuestos por órganos y aparatos, y todos estos por células como las unidades fundamentales de construcción y funcionamiento.

El envejecimiento biológico, actúa sobre los órganos y sistemas orgánicos. Éstos pueden envejecer indistintamente, por separado, unos más que otros en el mismo individuo, produciendo muchas de las patologías existentes.

Por ejemplo hay personas que padecen del corazón, y salvo excepciones, esto quiere decir que su corazón se ha envejecido a nivel del aparato. Así con cualquier otro órgano.

Esto a veces, también hace que el órgano enfermo sea el desencadenante o precursor y repercuta en otro órgano a distancia alterándolo.

El envejecimiento celular es el envejecimiento general de un individuo. Una célula dañada se replica de la misma manera que su antecesora, de ahí que las cicatrices de heridas se queden marcadas toda la vida.

Por consiguiente, si seguimos dañando las células a su nivel profundo, bien sea con heridas, con tóxicos o cualquier otra circunstancia que dañe esta unidad, cada renovación llevará las marcas del daño infringido, con lo cual cada réplica posterior será mucho más defectuosa y disfuncional, produciendo el temido envejecimiento. Por lo tanto, si no se cuida el organismo desde el principio, cada renovación completa celular habrá cambiado el aspecto de la persona.

Enfermedades en la juventud son cicatrices para el futuro. La curación de estas puede haber sido lesiva...
La curación anterior no es malo, tal vez haya sido la mejor opción. Pero no la única.

Siempre se ha dicho que es mejor prevenir que curar.

La intervención médica será la única solución que nos quede si nuestra prevención ha fallado. Esto es de agradecer claro está.

El no intentar, ¡qué digo, intentar no, hacer posible! Esforzarse en no agredirse sería bueno, lo contrario es demencial. No agrediéndose los órganos; evitando malas dietas, alcohol, tabaco, fármacos, estrés inadecuado, posturas inadecuadas, pensamientos pesimistas y hábitos insalubres.
No hacer lo anteriormente expuesto es un "Pecado Mortal", y nunca mejor dicho.

Elimine de raíz esos, "factores radicales libres", anteriormente expuestos.

Lo cual le dará veinte años más de buena salud a sus órganos, por consiguiente a usted.

De la otra manera, comiendo mal...

...también viviría, probablemente esos 20 años de vida, aunque con "pastillitas..." y ¿De qué manera? Sepa que una pastilla le lleva a otra y a otra...: blanca, amarilla, roja..., de oca a oca y...

Componentes Ambientales, necesarios y perjudiciales:

El envejecimiento derivado de lo biológico es natural cuando es cronológico con el tiempo de vida de cada especie, según las estadísticas y la antropología humana y animal.

Además aún así, siendo cronológico, se puede retrasar el envejecer: mejorando hábitos inadecuados y adelantándose a los acontecimientos, lo cual le aportará más tiempo de vida saludable.

Biológico significa relación directa con las circunstancias que le rodean y le afecta directamente a sus células. En esta relación se pueden producir mejoras o desequilibrios.
Los factores ambientales, paradójicamente necesarios para la vida, pueden no serlo:

El oxígeno O2, es un potentísimo oxidante del organismo. Este elemento tan necesario para nuestra vida, es uno de los que más nos envejecen cada día al mismo tiempo. Pero no se puede vivir sin él.

La frase "respirar aire puro", no significa que es por el oxígeno, es por la ausencia de otros contaminantes que flotan en el ambiente de las grandes ciudades industrializadas y automotorizadas. El oxígeno, se debe tomar como lo que es, un componente más del aire necesario para la vida en su porcentaje natural, no como una práctica sana o rejuvenecedora, porque puede ser todo lo contrario.

Observe, aunque no es comparación, a las tortugas acuáticas, las cuales viven más de cien años. Pasan mucho tiempo en apnea debajo del agua y se cubren del sol con un durísimo y grueso caparazón.

Qué decir del ozono. Es otro elemento gas, aun más tóxico y oxidante (O_2 oxígeno y ozono O_3) y aún más dañino si se mezcla con partículas de diesel en los ambientes contaminados, que hoy en día son en todas las ciudades; todos sabemos cuál son las fuentes contaminantes de partículas de diesel: contaminación de los carburantes de los automóviles, calefacciones, fábricas..., y otros como el carbón de las estufas y otras combustiones.

Y en el ambiente rural, aunque un poco menos, también se utilizan cantidades ingentes de calefacciones con gasoil, chimeneas con leña y carbón, y el problema puede ser que se respira con más confianza el aire con ¡oxígeno puro!, creyendo que es este el ambiente saludable.

Otra sustancia natural que perjudica la salud, si es tomada en exceso, y que con el paso de los años se acumula en el organismo y, que también las personas lo toman como si sefuera a terminar mañana, es el Sol, los rayos solares responsables de algunos procesos beneficiosos en el organismo de todas las formas de vida conocidas sobre la superficie de la Tierra, puede por otra parte y, así lo hace, envejécenos a marchas forzadas, acelerando el metabolismo de la pigmentación de la piel y las capas celulares profundas aumentando las arrugas y las manchas en ésta, entre otros daños más graves como puede ser el cáncer de piel según dicen los médicos.

Las marcas que deja el sol serán marcas celulares (cicatrices), cuando se toma excesiva y prolongadamente, las cuales se mantendrán para toda la vida, replicándose el daño de la célula envejecida.

Otra sustancia que está alrededor nuestro es el Radón.
Este gas es radioactivo, y se encuentra en su casa, sobre todo en las parte bajas de edificios grandes y poco ventilados, porque es un gas que pesa más que el aire.

Eso de salir al campo y meterse en cuevas como explorador de todo a cualquier precio, sepa que si cree que está a salvo de contaminantes en el ambiente natural, no es así, en una cueva, donde vivían nuestros antepasados primitivos, se encuentran cantidades de este gas patógeno acumulado, tanto como si fuera una central nuclear en sus al rededores o más, con lo cual, se está atiborrando a gas radón, altamente cancerígeno.

La ingesta de algunos alimentos es otro de los componentes que ayudan a que el envejecimiento biológico se produzca.

Otro factor, no menos importante como ya he comentado, es la alimentación, máxime, con la cantidad de elementos químicos artificiales que se le están añadiendo, con motivos puramente económicos. Consecuencia de una deprimente calidad de los alimentos de consumo actual.

Con lo cual transformando los productos de consumo en una alimentación defectuosa e insana, producida por estos mecanismos y sustancias. "Comida basura".

Tabaco y alcohol:

En un tema tan sobresabido que no es necesario extenderse: El tabaco gran patógeno; y el alcohol de consumo diario da igual la calidad de elaboración, es alcohol, también cancerígeno y hepatotóxico e incluso de buena calidad. Para envejecer rápidamente con su consumo.

Envejecimiento psicológico

La siguiente manera que voy a tratar de explicar, es la psicológica. Envejecimiento psicológico.

Psicológicamente:

• La psicología ha formado y forma parte de la vida de las personas en todo momento. Nada se hace, sin que no intervenga la psicología.

Podemos hacer cosas que nos gusten o disgusten, pero en ambas situaciones estamos actuando desde la raíz psicológica a través del manejo de las funciones cognoscitivas y cognitivas.

Sentirse joven psicológicamente, será un componente muy importante en el rejuvenecimiento general, y en la manera de envejecer.
No se puede ser joven, si psicológicamente se siente y comporta como un mayor irreflexivo y gruñón.

Cómo se puede ser joven psicológicamente:

1. En primer lugar, las personas deben ocuparse de estar al día e interrelacionarse con los más jóvenes, compartir sus propias ideas y las de ellos.

2. Esforzarse en comprender las nuevas maneras de ver las cosas y aportar otras nuevas. Estar interesado de verdad en comprender a los demás del porqué tienen sus propias ideas, así sean más jóvenes o más mayores.

3. No frustrarse por ningún concepto, o circunstancia social o personal no favorable, todos los seres humanos fracasan alguna vez, pero lo vuelven a intentar si son optimistas y jóvenes psicológicamente.

Ser joven, realmente no es por tener poca edad. Eso es estar joven. Sí es razonable que el cerebro marca la evolución biológica de los seres vivos, no es menos verdad que el condicionamiento social remarca líneas de conducta limitantes en el proceso evolutivo y de crecimiento bio- psicológico.

4. No pecar de convencionalismos ni de ideas rígidas, estar receptivo, y colaborar en las iniciativas de los más jóvenes e iniciar proyectos nuevos. Defender tus ideas, pero contractar las de los demás, sean jóvenes de edad o no.

5. Pensar que los jóvenes de edad, tienen mucho que aportar, y nos pueden enseñar cosas que ignoramos a los más mayores. Así com
o lo contrario.

6. Confirmar la a severidad de que los seres humanos jóvenes y menos jóvenes se necesitan para el crecimiento personal mutuamente y en todas las áereas de la vida en un momento dado.

7. Ser feliz con lo que se tiene o hace aspirando a más.

8. Darle más valor a lo que haces, compartes y piensas que a lo material

9. Que no te preocupe lo que haces, sino lo que no haces, pero disfruta con lo que haces ahora.

10. No enfadarte fácilmente, y si lo haces, procura que se te pase lo antes posible.

11. Piensa en ayudar y hazlo a toda persona que lo necesite y tú estés cerca.

12. Comparte siempre tus conocimientos sin interés, aún a sabiendas que se aprovecharan de ellos lucrativamente. Pues tú serás inteligente y necesario y aquellos unos necios.

Envejecimiento social

La siguiente manera de envejecer, está relacionada con la parte del ser humano que interactúa con sus iguales, lo social. Algunos piensan que lo social es todo lo que el ser humano hace desde que se levanta hasta que se acuesta, lógicamente lo más social serán los grupos, los movimientos e interacción entre ellos y las relaciones personales, y sus tendencias y cambios.

Rejuvenecer socialmente:

En esta parte del programa, se debe entender que si lo referido al rejuvenecimiento psicológico no está activo, como se ha explicado anteriormente, no se podrá desarrollar esta parte del rejuvenecimiento social.
Lo social está muy ligado a lo psicológico, ya que depende fundamentalmente de ese componente para decidir y elegir los comportamientos que constituyen los aspectos sociales, que hacen que una persona esté activa y al día en las nuevas cosas que le rodean, tecnologías, modas y movimientos en general e incluso la jerga lingüística puede cambiar en un periodo corto de tiempo actualmente.

Se debe estar integrado en los nuevos movimientos sociales, sin perder la elegancia y las buenas costumbres.

El concepto de lo social respecto al envejecimiento, significa: perder o no perder, como dice el refranero, "el tren" de las nuevas tendencias y tecnologías. Pueden gustarnos o no, pero se deben conocer y discutir, viendo siempre la parte positiva.

Puede que los cambios sociales no nos gusten o nos incomodan. Pero no por eso se deben dejar de lado, ya que el conocimiento de las nuevas tendencias nos ayudará a renovar esquemas mentales arcaicos, nada buenos para mantenerse joven.

Todo lo que hemos leído hasta ahora, no es una mera charla sin fundamento. Pues el organismo se regenera o renueva desde el sistema nervioso central (SNC), y en ese sentido tiene mucho que ver la condición personal de cada uno, la cual tiene que ser quien estimule su cerebro en los procesos de cambio y rejuvenecimiento, tanto mental y neurológico, que con la constancia y repetición de acciones de cambios, los cuales con la práctica continuada producen en el cerebro la renovación de las células nerviosas y posteriormente, por cascada las somáticas en general; para que con ello haya más renovación que deterioro. Comprender esto no es fácil, pero explicarlo es aún más difícil.

Para comprender lo anteriormente expuesto, pongo un ejemplo como analogía: Los huesos crean calcio y son más fuertes y elásticos a través de la solicitud de fuerza, no por la ingesta masiva de calcio. Sí por quererlo y hacer ejercicios físicamente para ello. Lo mismo ocurre con los músculos y con el cerebro.

Lo que quiere decir y, espero explicarlo de manera que se entienda: que si no se hace ejercicio y se padece de osteoporosis será más difícil que los huesos se regeneren sólo tomando calcio por la boca o nariz, dando igual la edad que se tenga.

Está comprobado científicamente que con el ejercicio los huesos mejoran notablemente. (Ejercicio, ahí está la clave).

La experiencia de los años de vida, deben servir para crear inteligencia, sabiduría y prudencia.

Entendiendo la diferencia entre inteligencia, sabiduría y saber, ya que muchas personas sin conocimientos culturales tienen una inteligencia y sabiduría sorprendente.

Los conocimientos y la sabiduría que el paso de los años van dando, no es para crear costumbres rígidas, aunque se sabe que ocurre, sino todo lo contrario. Una de las causas de envejecimiento social, es la rigidez mental, que el individuo añoso va creando con el paso del tiempo y las costumbres adquiridas. Lo que le sumará vejez física.

No deben separarse las personas demasiado pronto en los eventos sociales por edades, como viene ocurriendo en nuestra sociedad.
Sí se debe frecuentar todos los ambientes sanos e interesantes e interaccionar con individuos de diferentes edades.

Es bueno compartir las condiciones culturales de los demás e interesarse por todo lo nuevo.
Lo importante es participar y compartir el pensamiento y conocimientos de otros desde la perspectiva cultural y humana.

Envejecimiento cronológico

El envejecer cronológicamente, en este caso significa que el conjunto de componentes anteriormente expuestos, los cuales cambian por su naturaleza, y lo estadísticamente establecido y por las costumbres y el tiempo transcurrido se cumplen.

Lo cronológico como la palabra ya lo dice todo, elude la ambigüedad, por lo cual no deja de ser imperfecto, ya que los aspectos, ideas y pensamientos en el tiempo y/o momentos actuales cambian a cada instante.

En la actualidad el envejecimiento cronológico está muy ligado a la familia, lo cual no deja de ser una corriente social especialmente cambiante en estos tiempos que corren y cambian a gran velocidad.

El envejecer bajo el indicativo de cronológico significa marcar los tiempos sociales de la época y las costumbres de la familia, cada una muy diferente, aunque se repite un patrón común: nacer, crecer hasta la edad para ir a la guardería, pasar al colegio de primaria, después secundaria, y el siguiente salto seria formación profesional, para posteriormente trabajar para producir durante 45 o 50 años. Crono/Tiempo.

En este tiempo se han tenidos hijos y propiedades. Los hijos han relevado a los padres, y con suerte a los 75 o 80 años se muere.

Lo cronológico va con los tiempos, por lo que tiene un componen muy social y psicológico de adaptación a la norma general. Que en la actualidad no se sabe cuál es, pero es necesario cambiar los parámetros arcaicos y conceptos.

Cómo se vence y supera la decadencia cronológica:
Este componente del envejecimiento, al cual la mayoría de personas aspira, hipotecando sus vidas hasta la muerte.

Sólo se cambia cuando una persona decide romper con la norma.

Romper con la norma, implica: en primer lugar, tener el deseo mental de ello.

Cómo se debería proceder:

✓ No dejar radicalmente las actividades de la juventud anterior por un acontecimiento de cambio personal acaecido: boda, hijos...

✓ Seguir queriendo ser innovador/a, y no abandonarse física ni intelectualmente.

✓ Seguir los pasos aconsejados en los componentes anteriores: biológicos, psicológicos y sociales.

¡¡De todo lo mencionado anteriormente, hay que tener en cuenta no confundir los conceptos, en un sinónimo de irresponsabilidad general¡¡

En nuestra sociedad, aún se sigue discriminando entre padres a hijos y viceversa, se siguen marcando las distancias entre ellos mismos inconscientemente, provocando una disgregación familiar marcada por la cronología de la edad. Sería muy importante romper prejuicios y perjuicios entre padres e hijos, eliminando barrera de intolerancia e incomprensión. Basando las relaciones en el crecimiento mutuo y en la libertad.

44-REMEDIOS NATURALES EN PATOLOGÍAS DEGENERATIVA OSTEOARTICULARES

Homeopáticos específicos para los casos más comunes:
La artrosis es una enfermedad degenerativa de las articulaciones, que se caracterizada por una destrucción del cartílago articular y una osteofitosis marginal (trozos de hueso que crecen alrededor).
Dos tipos de artrosis: primaria y secundaria.

• En la artrosis primaria, no se encuentra ningún desencadénate aparente o conocido. Aparece esencialmente en un individuo de más de 50 años, con predisposición a padecerlo.

• Artrosis secundaria, aparece después de una fractura articular. Suele verse en individuos más jóvenes y puede afectar a la articulación dañada cronificándose en el desgaste del cartílago.

Son los dolores, los que hacen que el paciente se acerque a la consulta del médico. También por la rigidez articular que se agrava con el reposo y mejora con el movimiento cuando la articulación se ha calentado, esto si el desgaste no es total, lo cual se produciría más dolor.

Cuando la lesión está instaurada, es evidente a través de una simple radiografía.

La homeopatía puede asociarse con otros métodos: acupuntura, osteopatía, hidroterapia, fisioterapia, fitoterapia...

Aconsejo el uso de al menos dos métodos de los indicados, para que la mejoría sea más efectiva.

Homeopáticos:

Remedios para los síntomas. Estos remedios se escogen en función de los síntomas:

1. Si el dolor mejora con el movimiento y el calor local. Se agravan los dolores con el frío, la humedad y el reposo. El homeopático: RHUS TOXICODENDRÓN 5- CH, tres gránulos debajo de la lengua, tres veces al día.
2. Cuando los dolores son en los ligamentos y tendones, con las mismas características que el homeopático anterior:

RUTA GRAVEOLENS 7ch, tres gránulos tres veces al día debajo de la lengua.

3. Los dolores se producen en la articulación lumbosacra y rodillas. Se agrava con el reposo prolongado en la cama. Retracción de los tejidos de la mano, o las manos: RADIUM BROMATUM 7ch, tres gránulos, tres veces al día.

4. Cuando se agravan los dolores con el frío húmedo: DULCAMARA 5ch. Misma posología diaria.

5. Cuando los dolores se agravan antes de las tormentas:

RODODENDRON 5CH. Misma posología diaria.

6. El dolor comienza bruscamente y termina del mismo modo, ciática del

lado izquierdo y dolor en el coxis: KALIUM BICHROMICUM 9ch. Misma posología diaria.

7. Cuando los dolores mejoran con el reposo, calor. El dolor es lancinante, se agrava con el menor movimiento: BRYONIA ALBA 7ch. Misma posología diaria.

8. Dolor, como a intervalos de tiempo cortos, se van y vienen, latigazo. Se alivian cuando la persona se dobla, se flexiona hacia a delante, y con la presión fuerte y el calor. Se suelen agravar con el movimiento: COLOCYNTHIS 7 ch. Misma posología diaria.

9. Cuando el dolor, obliga a la persona a sentarse en la cama para darse la vuelta, por dolor en la espalda, dolor en las lumbares, peor por la mañana, por el frío. Mejora el dolor con el

calor local. Personas sedentarias y nerviosas, con problemas digestivos, estreñimiento, dispepsia, hemorroides: NUX-VOMICA 5 ch. Misma posología diaria.

10. Dolor de la articulación con edema rosado (inflación), el dolor es agudo, ardiente y punzante. Se agravan con el roce y la presión, y mejoran con las aplicaciones frías: APIS MELLIFICA 5ch. Misma posología diaria.

Los dolores según su localización.

Estos homeopáticos se sumarán a los de los síntomas anteriormente expuestos.
Los siguientes homeopáticos que vamos a ver, están relacionados con:

• La columna cervical, y sus dolencias: cervicalgia y cervicobraquialgia.

• Hombro: periartritis escapulohumeral.
• La mano artrítica/artrosica

• Columna lumbar: lumbalgia, neuralgia y ciática. • El talón del pie.

En las cervicales:

1. Dolor cervical agudo, rigidez, contractura, sensibilidad dolorosa de los huesos de las cervicales.
Cuando la persona tiene problemas de postura, peor por el frío. En las mujeres se le agravan los dolores durante las reglas: ACTAEA RACEMOSA 5ch. 3 gránulos tres veces al día debajo de la lengua.

2. Dolor con contractura, tortícolis, que obliga a la persona a inclinar la cabeza: LACHNANTES 5 ch.
Misma posología al diariamente.

3. Cuando el dolor de cervicales comenzó por una corriente de aire. La persona se encuentra ansiosa y agitada: ACONITUM NAPELUS 9ch. Misma posología diaria.

4. Dolor con entumecimiento en las cervicales, intolerables, bruscos: MAGNESIA PHOSPHORICA 9ch. Misma posología diaria.

5. Dolor en las cervicales que se agravan durante la noche, repentinamente: MAGNESIA CARBONICA 9ch. Misma posología diaria.

6. Cuando el dolor cervical, sigue el trayecto del de un nervio, como una corriente eléctrica: KALMIA LATIFOLIA 9ch. Misma posología a diario.

7. El dolor en las cervicales, mejora muy claramente con calor local y se

agrava por las noches con mucha ansiedad: ARSENICUM ALBUN 9ch. Misma posología diaria.

8. Dolores violentos con sensación de adormecimiento, en personas muy colérica: CHAMOMILLA 9ch. Misma posología diaria.

9. El dolor de las cervicales, es de neuralgia, después de una exposición al frío húmedo, se agrava por las noches, sensación de entumecimiento y agrandamiento de un brazo: ARANEA DIADEMA 9ch. Misma posología diaria.

El dolor es en el hombro. Escapulo humeral:

1. Si hay o se sospecha calcificaciones en el hombro. Se tomará RHUS TOXICODENDRON 5ch, acompañado de los siguientes. Con la

posología alterna de tres gránulos de RHUS, más el que pertenezca a la sintomatología del momento. (EN TODOS LOS CASOS)

2. Si el dolor está diagnosticado como calcificación, acompañar a RHUS con SOLANUM MALACOXYLOM 5 ch. Misma posología diaria.

Utilizar también los homeopáticos sintomáticos, de acuerdo a la sintomatología descrita en cada caso.

Dolores en las articulaciones de las manos:

1. Dolores con nódulos en las falanges de los dedos más próximas a la mano: ACTAEA SPICATA 3 DH, tres gránulos debajo de la lengua tres veces al día.

2. Dolor con nódulos en las primeras falanges, contando desde la punta de los dedos: POLYGONUM A VICULARE 3DH. Misma posología diaria.

Se aconseja tomar los dos homeopáticos al principio del tratamiento, un mes, después seguir con el especifico de la las articulaciones inflamadas.

3. Los dolores cambian de falange, el dolor salta de una a otra. No hay nódulos aún: CAULOPHYLLUM 5CH. Misma posología, de tres veces diariamente.

Cuando el dolor es en las muñecas y en el metacarpo (la mano): VIOLA ODORATA 5CH. Misma posología.

Columna lumbar y ciatalgias:
1.Lumbalgias crónicas:

RHUS TOXICODENDRON + RADIUM BROMATUM, ambos 5 ch, tres gránulos de cada uno tres veces al día, debajo de la lengua.

2. Cuando el dolor de lumbares no es crónico, quiere decir que no lleva tres meses de dolor. Presenta rigidez en la pierna, los primeros movimientos son dolorosos y mejora con el movimiento: RHUS TOXICODENDRON 9CH. Tres veces al día. Si el dolor mejora con el reposo y el movimiento lo empeora: BRYONIA ALBA 7CH. Misma posología.

3. El dolor mejora flexionándose: COLOCYNTHIS 9 CH. Misma posología.

4. Cuando el dolor se agrava por la noche, pero mejora con las aplicación

de calor local: ARSENICUM ALBUM 9CH. Misma posología

5. Cuando el dolor recorre todo el nervio: HYPERICUM PERFORATUM 9CH. Misma posología.
6. Cuando el dolor mejora estando sentado en una silla: GNAPHALLIUM 5CH. Tres veces al día.

7. Si el dolor se agrava sentado y mejora de pie o andando, y el dolor desaparece cuando se acuesta: AMMONIUM MURIATICUM 7CH. Misma posología diaria.

Dolores en el talón del pie:

1. Dolor en el talón al plantar el pie: HEKLA LAVA 5CH. Tres gránulos tres veces al día debajo de la lengua + MEDORRHINUM 15 CH. 5 gránulos una vez a la semana.

Remedios de terreno: Son remedios particulares de la idiosincrasia personal de las personas con artrosis. Deben adjuntarse a los anteriores, para que la curación sea efectiva y real.

2. Los dolores son de desarrollo lento, insidioso, con pocos síntomas tiempos atrás. La persona se ha ido volviendo rígida progresivamente. Los dolores se agravan con el reposo y existen brotes inflamatorios y algún eczema: SULPHUR 9CH. 5 gránulos una vez a la semana.

3. En caso de que los dolores no tengan brotes inflamatorios, y tengan las características anteriormente

indicadas: THUYA OCCIDENTALIS 9CH. 5 gránulos una vez a la semana. En este caso puede haber quistes ováricos y/o mamarios.

4. Cuando se agravan con la humedad, se le adjuntara a THUYA, NATRUM SULPHURICUM 9CH. 5 gránulos semanales, juntos.

5. Los dolores se agravan con el frío seco y el viento seco. Sensación de que los tendones son demasiado cortos: CAUSTICUM 9CH. Misma posología semanal.

6. Cuando los dolores son en varias articulaciones a la vez con brotes inflamatorios, se agravan con el reposo y el calor de la cama: SULPHUR + SULPHUR IODATUM, ambos a la 7ch, cinco gránulos una vez a la semana.

6. Si la persona es obesa, y toda la vida ha tenido morfología redondita, tendente a engordar: CALCAREA CARBÓNICA 9CH. Misma posología semana.

7. Cuando la artrosis está principalmente localizada en las lumbares y las rodillas. Sensación de derrumbamiento de las piernas: KALIUM CARBONICUM 9 CH. Misma posología que en los anteriores.

8. Artrosis con crecimientos de huesecillos alrededor de las articulaciones. (osteofitosis) Se agrava con los primeros movimientos. Articulaciones laxas, se doblan hacia atrás: CALCAREA FLUORICA 9CH. Misma posología semanal.

9. Deformidad de las articulaciones, dolor, tendencia a la rigidez. Dolor

independientemente de la climatología: TUBERCULINUM RESIDUM 9- CH. Misma posología semanal.

10. Los dolores mejoran a la orilla del mar, las articulaciones grandes son donde mayormente tienen e sufrimiento (caderas, rodillas, muñecas y articulación de los pies: MADORRINUM 15CH. Misma posología.

Apunte a la posología:

Los tratamientos con homeopatía, serán continuados, junto al resto de consejos indicados en este libro, y tendrán una duración mínima de tres meses, salvo excepciones, que en todo caso deberá valorar un profesional de homeopatía.

Nota importante:

Tenga en cuenta que la información, que se expone en este libro, no deja de ser un acercamiento general y ambiguo en el tratamiento personalizado, el cual lo debe poner un profesional o profesionales de la salud, bajo un criterio de mediciones y parámetros más reales y específicos en cada caso.

No se auto-medique con sustancias que desconozca o no estén expuestas en este libro, por la semejanza que pudieran tener con los apuntes. Las sustancias homeopáticas aconsejadas en este manual de salud, están perfectamente reguladas por las autoridades sanitarias del momento. No se han descrito incompatibilidad con ningún medicamento. Y en todo caso primará su inocuidad.

Si tiene dudas o no estuviera seguro que es lo que está padeciendo, no dude en consultar a un médico de su confianza.

Bibliografía consultada para esta última parte:

*Eterna Juventud (Tomas Salgado J)
Texto e ilustraciones: Tomás Salgado J
Diseño y maquetación: T.S.J.
©2013 Tomás Salgado Jiménez
45-URGENCIAS PRIMEROS AUXILIOS

Ya hemos tratado en un apartado anterior la PCR, y considerando la necesidad de tratamientos urgente de otras circunstancias vitales que pudieran darse en un momento inesperado, creo conveniente hablar de ello y esbozar lo básico y fundamental en las intervenciones de urgencia a la espera de la llegada de los servicios de emergencias.

Siempre que se nos presente una emergencia médica, hay que avisar a la 112 lo antes posible, si nosotros no podemos, gritaremos para que alguien lo haga mientras atendemos a la víctima.

Lipotimia, mareo con pérdida de conocimiento; si estamos seguros del cuadro, después de valorar las constantes vitales: pulso, respiración, color y temperatura de la piel en 30 segundos de tiempo; colocaremos a la víctima de lado por si vomita y alinearemos la cabeza con una prenda de vestir, y si es posible taparemos el cuerpo con algo de abrigo, posteriormente si la persona recobra la conciencia elevaremos las piernas ligeramente. Nunca abandonaremos a la persona, controlando las constantes vitales.

Llamaremos 112 si fuera necesario.

Insolación, golpe de calor; la persona se siente mal, mareada o cae inconsciente; poner a la sombra, ventilador, corriente de aire, y colocar paños de agua fría en la cabeza y pies; en ocasiones graves, se colocará un vaso boca abajo con contenido de agua sobre el centro de la cabeza. Llamar 112.

Hemorragia arterial, la sangre sale a borbotones muy fuerte con el ritmo cardiaco y mucha cantidad, es muy urgente, presionar sobre la herida muy fuerte con lo primero que tengamos a mano, incluso con las manos simplemente, y/o por encima de la lesión para cerrar la arteria; si desconocemos el paciente procurar no tener heridas en nuestras manos, usar guantes si es posible, la mejor opción sería quitarnos una prenda para taponar la herida con fuerza sobre el hueso. Carótida, presionar con mucha fuerza dejando el lado contrario libre, esta herida sólo nos permite unos segundos de reacción. Muy letal.

Hueso roto, se debe inmovilizar tal como esté, mantener control de constantes y vía aérea permeable, y llamar 112.

Atragantamiento, si es presencial y adulto: técnica "heilimch" que consiste en coger a la víctima por detrás abarcando con los brazos y colocando un puño sobre la boca del estomago asistida con la otra mano y violentamente presionar hacia nosotros con ambas manos para que expulse el contenido atragantado.

Si es un niño menor de 7 años, colocar ambas manos una delate del estómago y otra detrás y hacer la presión para la expulsión.

Si es un bebe menor de un año, colóquelo boca abajo sobre una de sus manos y con el talón de la otra golpee 5 veces el centro de su espalda a la altura del diafragma. Después de las maniobras, aunque haya vuelto a respirar, debe ser reconocido médicamente en un hospital.

46-MENÚS DE EJEMPLO

✓ Cenar: No tome frutas muy dulces por la
noche, antes de acostarse. Cene verduras, cocidas o crudas, o leche vegetal.
No tome leche de animal para irse a la cama, si acaso tres horas antes. Tampoco dulces, galletas, pastas o bollería de cualquier tipo.

√ Desayunar:

Tome frutas, café, tostadas integrales, limón, arroz integral, leche vegetal, aloe vera, té, germen de trigo, levadura de cerveza, aceite de onagra, aceite de oliva, ajos, cebollas y vitamina C un miligramo. Elija!

√ Comida del mediodía:

Cualquier alimento que le guste, habiendo sido variadamente seleccionado cada día, fresco, no frito, y si se fríe debe ser con aceite sin usar de oliva, poco pan, que sea integral o arroz. Comer con moderación: plato decreciente, o sea, el primer plato más cantidad que el segundo, y el tercero si lo hubiera menos cantidad que el segundo. Proporcionalmente en calorías lo mismo. (El medir calorías no deja de ser una tarea inalcanzable, sugiero el sentido común en las proporciones).

Nota para el consumo en general:

Utilice alimentos sanos de temporada a poder ser, ¡qué decir si el cultivo es natural! Se puede comer sano desde el mercado tradicional, sin tener que recurrir a tiendas especializadas, las cuales dejan muchas dudas sobre si son más sanas que lo que se compra en el mercado tradicional cada día, aunque sí son más costosas económicamente.

Dieta modo estándar
Comida del medio día:
No coma: demasiada carne roja ni de cerdo, embutidos, comidas preparadas, latas, sopas, caldos preparados, hamburguesas, fritos, pastas refinadas, productos que contengan

conservadores, estabilizadores: E...E...E... Etc., etc.

Hágase la comida cada día. Procure que las excepciones sean las mínimas. Acompáñela con vino sin "sulfitos" añadidos, o no tome nada de líquido en la comida, hasta pasada media hora después de haber terminado. (Sulfito: elemento químico, reflejado con la letra pequeña en las etiquetas)

No coma al medio día con agua, no tome sopas muy líquidas de primer plato, en todo caso una hora antes de la comida sólida, con poco líquido/ caldo.
Coma bien a esta hora, siempre con moderación y sano. No se "atiborre", siéntase ligero/a después de comer, deje sitio para el té o café.

No tome postre: frutas, bollos, yogures, dulces, ni alcohol.

Luego, descanse sobre un sillón, reclinado ligeramente hacia atrás, veinte minutos con los ojos cerrados.

Por las tardes y a media mañana

Tómese un té o un café, o una fruta, o un vaso de leche vegetal.

Cenar

Si es un producto vegetal líquido, tómelo tres horas antes de irse a dormir. En el caso que el vegetal sea más sólido, tómelo en el mismo tiempo, tres horas de antelación al sueño. Esto evitará que se tenga que levantar de madrugada al baño.

Cene preferiblemente vegetales semicocidos, unas 3 horas antes de irse a dormir. También pollo de corral, huevos cocidos, tortilla francesa, pavo, frutos secos no fritos.

Bebidas
-Beba infusiones: de malva, tomillo, y eucalipto. Todos los días en ayunas.
-También zumo de aloe vera, a cualquier hora.
-Utilice el alcohol, siempre que esté libre / o no padezca: de gastritis, úlcera gástrica o esofagal, reflujo gastroesofágico, hepatitis, cirrosis..., y con una estricta moderación, en muy pocas cantidades si lo hace, y que sea de calidad. Pudiendo ser Whiskys con más de 8 años de maduración; 15cc mezclado en café, té o leche, o también en agua. Salvo el vino, que se tomará un vaso de 50cc en las comidas del medio día. En el caso del uso de estas cantidades del alcohol, se deben tener en cuenta las excepciones enunciadas, las cuales las indicará su médico.

47-EJERCICIOS RECOMENDADOS

Una hora a diario de actividad más intensa que la laboral. (Salvo excepciones, todos necesitamos forzar la "máquina" un tiempo más, y un esfuerzo mayor a diario, para mantener la forma y el crecimiento natural de los tejidos).

Muchos científicos así lo creen y lo han comprobado y puesto en práctica en sus estudios.

También se ha podido observar, y lo vemos cada día en las consultas, que el exceso de uso de determinadas partes del cuerpo, produce lesiones y desgastes patológicos. De ahí, vienen tipificadas muchas lesiones deportivas y laborales.

Como norma general, será suficiente con una hora diaria de caminar a paso ligero, no a paso de "escaparates" (lento), más media hora de ejercicios de fuerza, con los elementos más cotidianos, que tenga a mano. Se debe tener en cuenta, que cada vez que se levante un peso se debe aproximar el máximo posible al cuerpo, pegar el objeto al cuerpo completamente para levantarlo, y se flexionarán las piernas si el objeto se quiere elevar del suelo. Si es el ejercicio de fuerza, y se hace sólo con brazos, se debe hacer desde la posición de tumbado: boca arriba o boca abajo estabilizando el tronco.

Otros ejercicios tonificadores:

1. Haga ejercicio con la mandíbula, contra la resistencia de una mano. O

sea, frene a la antepulsión de la mandíbula colocando el espacio de la mano que hay entre el pulgar y el índice, mientras se vence con la mandíbula la resistencia. Este ejercicio frenara la caída y la pérdida de los músculos masticadores, desarrollándolos, y dándole un aspecto siempre más joven al rostro.

• Haga sentadillas, 25 diarias en la misma sesión, sujetándose en una silla o barra, para mantener el equilibrio.
En todos los ejercicios que se hagan, deben comenzarse con una pauta de pocas repeticiones e ir aumentando el número de estas y la resistencia. Si ha decidido hacerlos de vez en cuando, es preferible que todos los días hagan diez repeticiones de alguno, antes que un día cien y después quince días ninguno.

3. Abdominales, tumbado sobre la espalda y las piernas flexionadas. No es necesario que llegue hasta las rodillas, es suficiente con veinte repeticiones sin subir más de diez centímetros del suelo.

4. Fortalecimiento del cuello. Échese boca arriba, eleve la cabeza del suelo hasta tocar con la barbilla el esternón. Treinta veces. (Comenzar por menos, hasta tener práctica).

5. Haga el mismo ejercicio anterior, esta vez de lado, y cambie al lado contrario a las diez repeticiones.

6. Póngase en el suelo boca abajo, eleve la cabeza, tirando de la espalda, con las manos colocadas detrás a la altura de las caderas, repitiéndolo diez veces.

No necesita más gimnasia. Haga la tabla a diario. Concéntrese en los movimientos el tiempo de ejercicios cada día. No desista la primera semana ni nunca, sea constante.